LA PUTA NIÑA

Elliot Arai

COLECCIÓN ITES

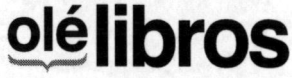

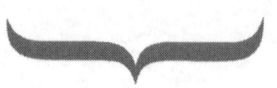

LA PUTA NIÑA

© Elliot Arai
© Prólogo: Sonia Rivero
© Corrección ortotipográfica: Cristina Ocete
© de esta edición: Olé Libros, 2024

ISBN: 978-84-10053-61-8
Depósito legal: V-3150-2024
Impreso en España

KALOSINI, S. L.
Grupo editorial olélibros
equipo@olelibros.com
www.olelibros.com

para mi mamá,
para mi abuela,
para la luchita,
para todas las que no
pudieron contar su historia

PRÓLOGO

Este libro debería estar al lado de las tarjetas de visitas de los prostíbulos, en las entradas de los institutos, en las gasolineras de las radiales. Cargamos con cientos de años de creencias que nos han obligado a reprimir el deseo, a no saber cómo funcionan nuestros cuerpos. El placer ha sido considerado, como la comedia, una debilidad para el hombre, algo a rehuir si querías estar en el camino correcto. Como todo lo prohibido, llama a la perversión, la ley seca no funcionó y evitar formar a nuestros niños en educación sexual no va a tener otro resultado que el que se viene dando. Irse de putas, como irse de compras, la expresión es autoexplicativa. La cultura de irse de putas, me la imagino tomada de la mano de una masculinidad deteriorada por la necesidad de aparentar ser mejor que el señor al que le golpeas la espalda, si es que llegáis a abrazaros después de un gol. El miedo a la homosexualidad como patrón. En definitiva, la falta de educación. Heredamos generación tras generación una cultura de violencia hacia los cuerpos, desde las violaciones para sentirte superior a tu adversario en una guerra, pasando por la violencia obstétrica y el que no se estudie el cuerpo de las mujeres porque no pertenecen a los gabinetes donde se decide qué se investiga, hasta el adoctrinamiento sobre callar y asentir para ser buen hijo, creyente, alumno, puta. Hay lugares en los que hablar de consentimiento en las aulas lo creen inoportuno, más que hablar de la guerra. Hay casas donde se aparta la mirada en las escenas donde los protagonistas hacen el amor, pero se ven bombardeos a la hora de la comida en las noticias. Hay una revolución en escuchar los discursos de las víctimas de esta educación. Vender cuerpos es lo que más tiempo lleva haciendo el hombre, podría ser lo que mejor se nos da, ya solo por la experiencia. Si bien la historia no puede ser reescrita, nos encontramos dentro de una sociedad en una cuarta revolución industrial que nos insta a consumir, cada vez más cantidad y cada vez más rápido. Los cuerpos no se escapan del consumo. Disfrutar del sexo es una pancarta que no debe llevar los colores de ningún partido o nacionalidad, decidir qué hacer con tu cuerpo no debe ser una lucha. La confianza del placer solo nos debería conducir a la libertad, y a la libertad se llega con el conocimiento y el respeto.

Discursos como el de Elliot resuenan por todo el planeta. Aquí tenemos una muestra del uso inadecuado de las posiciones, la corrupción del poder, los privilegios mal empleados. Señalar a los culpables, más allá de los consumidores, buscar ayuda y soluciones, herramientas para las víctimas, no sé si harán que el ser humano deje de sentirse imantado a lo que no debe hacer como revuelta ante lo estricto de los cánones, pero sí sé que hay que hablar. Tenemos que escuchar, dejar de hacer tabú la sexualidad, poner encima del tablero los testimonios y necesidades de quienes conforman el conflicto. Yo no sabía que las chicas de Montera ofrecían mamadas a veinte euros porque nunca me las habían ofrecido a mí, una muchacha, y por tanto, pensaba que no existía esa realidad. Hacer ruido con el dolor para que conlleve una acción, molestar, la reivindicación no lleva signos de puntuación.

SONIA RIVERO

LA CULPA

—mamá, quiero que el mundo sepa
que me prostituyeron.

—¿por qué?

—porque quiero que sepan que esto pasa.

aún recuerdo sus manos

si me coges dormidito arropadito y con la paz del sueño te haría un altar porque desde los trece años que no duermo bien

no sé dormir bien y por lo que sé tampoco sé ser una buena mujer

demasiado masculina demasiado gorda demasiado recatada demasiado zorra demasiado puta

puta puta puta

Con esa palabra todo empieza

Esto no es un libro —nononono— esto es mi verborrea interna lo que me digo antes de dormir lo que no cuento a mis psiquiatras lo que no sé de mi diagnóstico

esto no es un libro con comas porque los pensamientos no vienen separados vienen revueltos jodidos llenos desde la yugular hasta dar con la voz

tú de niña ¿cómo eras? ¿también te tocaban hombres que se suponía te tenían que proteger? ¿también aguantabas las ganas de orinar en las noches? ¿también recuerdas sus manos?

mi infancia no fue tan mala tenía muchos juguetes mucha comida mucho dinero lo que pedía se me era concedido excepto el de *déjame de tocar por favor no-nonono aquí no me puedes pedir que lo deje de hacer si recién estamos empezando*

siempre odié mi cabello largo me lo corté una vez para que no me tocaran el culo

yo desde pequeña sabía que sería puta porque me gustaba que me tocaran el culo mis compañeros de clase los amigos de mi abuelo mi familia *no digas nombres no digas nombres no digas nombres.*

sé que esto no es novela ni narración ni poesía ni nada semejante a una buena escritura no sé por qué te has comprado este libro no lo entiendo debe ser por el título tal vez busques aquí pena tristeza tal vez quieras salir de un bloqueo lector pero es que aquí en estas páginas solo hay una cosa y es culpa

culpa por no haber hablado por no haber gritado culpa por no ser yo a quien deseas culpa por no saber cómo ser deseado de otra forma que no sea desde la intimidad de una niña

odio eso odio que me hayan criado para creer que la única forma de ser deseada es siendo sumisa tranquila una pequeña niña

¿Esto te pone incómodo? Espera que te hable de mi coño

oh mi coño.

Mi puto santo coño tiene tanta tantita culpa que es incapaz de llegar al orgasmo ojalá llegar al orgasmo ojalá que me hagas llegar al orgasmo pero es que no me puedo tocar mientras me penetras las niñas buenas no se tocan y yo soy una niña *buenabuenabuena* tan buena que se arrodilla para comerte la polla

oh tu puta santa polla

quiero que me folles quiero tu cuerpo encima mío que me recorras enterito quiero que me cojas de las piernas y me comas el coño aunque no sepas hacerlo quiero que me penetres cual muñequita de trapo que tiene un agujero al cual entrar

a veces desearía que te murieses mientras me follas porque así dejarías de hacerlo y yo no tendría que ponerme a cuatro para no verte la maldita cara que pones cuando te corres dentro de mí

culpa culpa culpa por hablarte así no me pegues por favor pero es que eso te pone te pone tanto que yo con toda la carita golpeada tragando tu semen es una imagen que siempre tendrás en tu cabeza

uno que otro tío al que he follado me ha dicho que gimo como puta y yo solo me río y le digo: la práctica mi amor

él no entiende el peso de esas palabras está tan drogado por mi coño que no piensa en nada más

Mi coño tan depiladito

Mi coño tan pequeñito

mi coño tan devoto de tu polla que cada que me penetras solo rezo para que este infierno acabe

pero es que a las putas no les abren las puertas del reino de los cielos porque ellas ya han abierto sus piernas antes de casarse antes de la confirmación de la comunión antes de cumplir la mayoría de edad antes de siquiera aprender a mear

Dios, ¿me creerías si te dijera la edad que tenía? ¿la frecuencia con que lo hacía?

te doy asco, ¿verdad?

por eso no me salvaste, ¿verdad?

pero aquí no entra un dios

aquí entras tú que eres mi todo en estos momentos porque solo tu polla es la que tengo dentro y me tengo que concentrar para no vomitar del asco que me provocas

porque yo debería de ser devota de ti debería querer ponerte un altar debería arrodillarme y suplicar

aquí no entra el asco

aquí solo hay

culpa culpa culpa

culpa por no haber hablado a tiempo y decir:

mamá me tocan sin permiso me tocan cuando no ves me tocan el pelo me tocan el culo me tocan mientras observo me tocan como un juego mamá soy culpable

mamá soy culpable

MAMÁ SOY CULPABLE

culpable por no haberte dicho que me estaban tocando.

—¿sabes que lo leerán menores de edad?

—mamá, quiero que ellas sepan que *deben* pedir ayuda.

EL ASCO

quiero vomitarte en toda la polla.

te juro que me das asco

me das tanto asco que ni aunque fueras el último hombre de la tierra te querría comer la polla ni aunque me pagaran millones de euros —nononono— tú me pagas poco para el asco que me das tú me pagas para que trague ese asco y escupa tu semen tú estás encantado con que te tenga asco porque sabes que te tengo asco sabes perfectamente el asco que me das porque cómo yo me podría interesar en ti si me doblas la edad cómo podría pensar en ti para presentarte a mis padres

¿tú me presentarías a tus padres?

no soy alguien para presentar a sus padres

probablemente le podría chupar la polla a tu padre probablemente tu madre sentiría asco por ello

señora no tenga asco de que su marido me meta la polla y no a usted tenga asco porque lo hace sabiendo mi edad porque ha pagado por mi edad

pero eso no importa yo soy una puta una puta guarra que le chupa la polla a su marido aquí el culpable no soy yo

pero esa conversación no se puede tener si en una cama te quitan la ropa con rapidez y te la meten sin lubricante sé que doy asco

asco asco asco

eso siento cada que me miro al espejo y veo mi cuerpo tocado manoseado usurpado maltratado

ojalá ver mi cuerpo con decencia con pena penita pena con amor *amorsito* amor con perdón *perdonsito* perdón pero cuando lo veo solo siento asco ese asco que me dan mis brazos que ataron mis piernas que abrieron mi estómago que golpearon mi coño que siempre estaba tan lubricado porque no podía llorar por los ojos y lloraba mi coño

el asco que siento por los hombres es el mismo que tengo por mí

el asco que siento por ti que lees esto sin ningún rasguño sentada en un puf precioso de un cuarto precioso con una familia preciosa con recuerdos preciosos qué envidia me das —nonono— qué asco me das asco asquito asco es el mismo que siento por los hombres

el asco que me tengo a mí es el mismo que le tengo a mi familia por no haberme cuidado lo suficiente por no haberme creído lo suficiente por no haber indagado lo suficiente

a veces creo que mi vida ha sido una película mal hecha escrita por unos guionistas hijos de puta que me hicieron ser puta porque ellos no querían serlo cuántos hombres se dedican a lo que yo me dedico —dediqué es pasado Elliot ES PASADO— creo que solo los maricones porque solo los maricones entienden tan bien a las putas

tuve un amigo maricón dentro tal vez a día de hoy esté muerto no lo sé me gustaría poder contarle a lo que me dedico ahora a lo que aspiro a ser —ASPIRO A MORIRME— me gustaría preguntarle si él también se da asco o soy solo yo la única puta que se da asco a sí mismo

ME DOY ASCO.

—¿y qué pasa con sus padres?

—mamá, ellos tienen que saber
que sus hijas pueden estar pasando por esto,
que sus hijas pueden ser tan buenas mentirosas
como yo lo fui contigo.

EL MIEDO

mis padres no podían ver a su hijo follando no podían verlo gimiendo no podían verlo siendo una puta a merced de la mejor oferta

ellos tenían fotos tenían vídeos tenían todo adjuntado en una carpetita y por esa maldita carpetita yo me puse a cuatro ante ellos puse mi mejor sonrisa jugué mi mejor baza aposté al rojo por esa mísera carpetita de cinco fotos y tres vídeos yo no pude decir que no

tuve miedo de decir que no

ellos me sonreían yo tenía miedo

ellos me tocaban yo tenía miedo

ellos existían y yo tenía miedo

¿puedo dejar de hacer esto?

recuerda la carpeta muñequita

¿pueden parar de hacerme esto?

recuerda que no quieres que tus padres te vean follar

CÓMO ME VIOLAN

puedo dejarlo juro que no se lo diré a nadie te juro que no os pasará nada

la risa del diablo quedaría perpleja ante esos sonidos que emulaba su boca

me escupieron a la cara

se rieron en mi cara

ellos siguen apareciendo en mis pesadillas

el miedo que me hace recordar ver esas fotos y que
mis padres lo viesen que mis tíos lo viesen que mis
vecinos lo viesen

probablemente mis vecinos se hubiesen masturbado
con esas fotos

probablemente tú te hubieses masturbado viendo esas
fotos

mis compañeros de clase me decían que era fea y yo
siempre recordaba esas fotos no me veía bonita pero
tampoco me veía fea me veía vacía me veía como un
juguete mal hecho no sé si eso era feo pero a mí me
daba miedo ver esas fotos y pensar que alguien se
masturbaba con ellas por no poder pagar mi precio
para follarme

estas fotos también valen dinero muñequita

siempre me pregunté si me decía muñequita porque
le parecía linda o si era porque me trataba a su antojo
como un estropajo

siempre me dio miedo hablarles mi cuerpo estaba
alerta mi cuerpo sudaba porque no podía llorar

cuando llegaba a casa saludaba a mi mamá comía la
sopa de mi padre le sonreía a mi hermana y después
de un gracias entraba en mi habitación y me hacía
un ovillo me tapaba la boca y me golpeaba la cabeza

era un ritual que tenía cada que regresaba de hacer alguna *tarea manual*

«¿qué haces, *amor?*»

«la tarea, papá».

—¿qué dirá el padre?

—mamá, el padre era uno de mis clientes más frecuentes.

EL ALTAR

quiero hacerle un altar a mi coño

quiero que haya una religión devota a él porque si su
Jesús sufrió en la Cruz por nuestros pecados yo sufrí
violación tras violación en una cama porque vuestros
pecados eran follarse a una niña

quiero hacerle un altar a mi coño para que la peña
por fin pueda prestarle tantita atención a lo que pasa
a ver si así les queda clarito que hay niñas que son
prostituidas que son amenazadas que son mutiladas
que son maltratadas quiero que el altar sea tan gran-
de que todo el mundo vaya a verlo con orgullo porque tal vez ese altar no salve a todas las niñas pero sí
pondrá sobre la mesa que las putas existimos y que
algunas no elegimos serlo, que algunas no tuvimos
opción

quiero hacerle un altar a mi coño y que la gente lo
vaya a visitar y lo vea tan depiladito tan bonito tan
limpito tan terso como culito de bebé tan extraño
que te preguntes si son alucinaciones tuyas o se pare-
ce al de una niña de catorce y yo te pueda preguntar

¿cómo sabes cómo es el coño de una niña de catorce?

¿lo has probado? no

¿lo has sentido? no

¿lo has comprado? no

¿te incomodan mis preguntas? sí

si ahora te hiciera un test de cuántas veces me has follado ¿marcarías muchas o demasiadas? no sé

ERES UN HIJO DEL DEMONIO

lo sé

lo sabes tanto que si vieras el altar de mi coño te correrías en la calle

sí pero el altar no existe y solo estamos tú y yo en esta habitación

no no te pongas a cuatro quiero verte la cara

quiero hacerle un altar a mi coño pintar cuadros emblemáticos masturbarme en público follar en la casa del rey quiero llamar tal atención que ninguna niña en la tierra tenga que verle la cara a su violador mientras la viola.

—¿por qué nunca me lo contaste?

—porque deseaba todos los días
que tú te dieras cuenta.

EL DESEO

el deseo no puede empezar de otra forma

el deseo se da desde lo más profundo de tus entrañas el deseo no puede empezar de otra forma que no sea desde el amor desde el valor desde la necesidad desde el sueño el deseo no se compra el deseo no tiene precio el deseo no tiene un valor monetario

NO PODÉIS COMPRAR MI DESEO

pero sí lo hicimos muñequita

compraron mi cuerpo no mi deseo

yo nunca deseé a ninguno de mis clientes por más que fueran buenos majos lindos ellos pagaron por una niña y eso no es de buenos ni de majos ni de lindos eso es de malditos

¿te cuento un secreto? llegué tan roto a madrid que dejé que unos pijos de mierda me usaran yo tampoco los deseaba pero al menos ellos no me compraban al menos ellos eran al menos ellos tenían al menos ellos...

«al menos»

llegué tan jodido a madrid que ese «al menos» era a lo único que podía aspirar

¿te cuento otro secreto? a veces veo a esos pijos de mierda y dejo que me usen a veces veo a hombres por

grinder y dejo que me usen a veces veo a alguien en
una fiesta y dejo que me usen

no los deseo a ellos

deseo el poder de elegir con quien follar

porque eso, para una puta, es lo más cercano que tiene
de libertad.

—mamá, dame un segundo, quiero hablar con mi lector... ¿te sientes incómodo? bien, sigamos.

LA FURIA

si te como la polla son 50

con penetración 70

y toda la noche 100

ese es mi precio lo tomas o lo dejas

y tú nunca lo dejabas tú veías mis trencitas mi cara
de buenita y decías

venga yo quiero esa boquita

me iba a dormir y soñaba que me follabas me lavaba
las manos y me las lavaba de nuevo y de nuevo porque te había tocado me iba a dormir rezando para que
mañana no me llamaran para que mañana todo pasara

fui tan tonta que creí que pasaría

fui tan tonta que les creí cuando me dijeron que era
cosa de una vez fui tan tonta mojigata tan niña que
creí en serio que eran mis amigas

mis amigas me vendieron

ellas por las que yo ponía las manos al fuego fueron
las que me llevaron al centro del incendio

ellas tenían cara de buenitas iguales a la mía pero solo
era una forma que tenían para captar a niñas tontas
como yo que carecía de amigos porque nadie quería
ser amigo de una empollona fea y loca

pero no ellas eran la prueba de que sí podía hacer amigas de que sí me podían invitar a fiestas

pero lo que nunca me dijeron fue que en esas fiestas yo estaba de trofeo

quiero a la de los rizos

son cien

¿tan cara?

tiene catorce

pues te doy cien más y me la traes drogada y que sea rápido que tengo que ir a recoger a mis hijos del colegio

fui su trofeo durante casi dos años

hui de mi país de mi tierra de mis costumbres antes de que se cumplieran más y creo que por esa razón les tengo tanto rencor que no me cabe en el cuerpo porque fui su niña-trofeo tan lista en clase pero tan tonta para la vida

la furia que cargo en el cuerpo el odio que les tengo todo lo que siento no es más que algo minúsculo porque si las tuviera enfrente a mis supuestas amigas y a mis violadores no las golpearía no les gritaría

yo con la cabeza gacha me volvería sumisa porque para mí eso significa su presencia significa decencia y sumisión como si yo fuera un eslabón la furia recorre todo mi cuerpo y cuando está a punto de explotar mi coño me recuerda que por más que pase el tiempo yo siempre seré la niña tonta que seleccionaron de trofeo

la furia que tengo no es hacia nadie más que hacia mí porque yo sigo tratándome así

la furia que tengo no es hacia nadie más que hacia mí porque yo sigo tratándome como a una puta que tienes que maltratar

por eso cuando hui de mi país a otro seguí repitiendo los mismos patrones

dejé que me tocaran que simularan que me violaban me dejé golpear maltratar por unos pijos de mierda que aún me escriben para follar y yo solo respiro y me pregunto si así follan los pijos si a eso se le puede llamar follar

la furia renace en mí como los girasoles en verano

solo que si los girasoles no miran al sol mueren

por eso es que si no me tratan como a una puta

muero.

—papá, ¿algún día dejaré de sentir este vacío?

LA SOLEDAD

una vez me tiraron agua fría por ser mala

una vez me ataron porque querían que fuera mala

una vez me escupieron porque sabían que era mala

una vez me golpearon por ser una puta mala

le mordí la polla a un tío porque me la metió demasiado fuerte y mi boca solo se pudo cerrar casi le vomito en la polla debí haberlo hecho hasta ahora me arrepiento me golpearon después de ello

en la cara no

nonono esa carita de muñequita no podía ser golpeada se mancharía

sería imperfecta

en el coño

oh mi santo coño

en esos momentos mi coño no era rosadito sin pelitos ni imperfecciones en ese momento era morado era mutilado era tocado con violencia con descaro

aún recuerdo el dolor de mi coño a veces me susurra en sueños y me dice:

no estuviste sola en esos momentos

ay la soledad

es duro ser puta en soledad

yo tenía a personas iguales a mí de distintas edades y distintas historias no las voy a contar aquí por respeto ese mismo respeto que no les tuvieron

no voy a contar sus historias pero quiero que tengan un espacio en esta verborrea gigantesca

M espero hayas salido a ver el mar

J espero el dolor sea leve

L me diste vida

S te robaron tanto que si algún día lees esto perdón

I eres al único que le conté que era un chico

E gracias por decirme que no le dijera a nadie que estaba preñado y que me fuera rápido a España

no sé si seguirán vivas no sé si sus cuerpos seguirán siendo cuerpos no sé si serán huesos espero que sus cuerpos puedan descansar

me morí la primera vez que entraron en mí pero ellas me salvaron

las putas me salvaron

me miraron a los ojos y me dijeron cómo tenía que actuar cómo hacer para que se corrieran más rápido cómo maquillarme para hacerme ver más mayor y no quisieran comprarme cómo apretar más el coño cómo aguantar los golpes cómo ocultar un golpe cómo hacer para que no me duelan las rodillas cómo

gemir y que se viera real cómo sonreír y que se viera
real cómo ser real

quiero que sepáis que sigo vivo aunque a veces inten-
té matarme

quiero que sepáis que esa niña no os olvida

quiero que sepáis que entre putas nos ayudamos y
que entre putas nos cuidamos

yo no estuve sola en el infierno

tuve ángeles a mi lado.

—abuela, ¿tú me hubieses creído?

LA PIEDAD

Padre nuestro

que estás en la Tierra

santificado sea mi coño

venga a mí la libertad

hágase mi voluntad

así en la cama

como en el colegio

y líbrame de los hombres

que meten su polla en mi coño

amén

ellos nunca me tuvieron piedad

por más que suplicara llorara nunca me tuvieron piedad así que no me diga nadie que no los puedo odiar o que el odio mata

yo ya estoy muerto

en ese cuarto no solo me quitaron la vida me quitaron el alma

esa tan pura que tenía que ir al reino de los cielos me la quitaron a base de sexo duro golpes fuertes y gemidos impuestos no señora no se confunda yo fui puta pero tengo todo el derecho de desear la muerte de mis clientes porque no hay piedad alguna que se me pueda exigir después de haber vivido tal infierno

y no señora no estoy victimizándome

nononono

como me victimice esta especie de libro que no es libro duraría muchísimo cientos de páginas tan solo de puro llanto

yo aquí estoy negándoles la piedad que no tuvieron a mis clientes

QUE ALGUIEN ME DENUNCIE SI NO SE PUEDE HACER ESO QUE ALGUIEN SE ATREVA

que alguien se atreva a decirme que no puedo querer matarlos hacerlos sufrir que a veces sueño con hacerles todo lo que me hicieron a mí que a veces veo rojo sangre que a veces tengo tanta tantita rabia tanta tantita venganza que mi *cuerpesito* colapsa de pura vergüenza porque aun queriendo hacerles daño me viene aquella conversación

os mataría

muñequita no podrías aunque quisieras

¿no me crees capaz?

no te creo capaz de matar a tu primer amor

mi primer amor

VETE A LA MIERDA

pero es verdad

CÁLLATE NO TE ATREVAS TÚ NO

esos hombres fueron nuestros primeros amores tenemos que amarlos porque solo se hace el amor con aquellos a quienes amas

me han destruido tanto

que sigo creyendo que mi primer amor fue el primer hombre que me compró

soy tan estúpida que tras años de lucha aún lo recuerdo y lo venero

aún me masturbo y pienso que él me folla

no llego al orgasmo porque después me entran arcadas por estar pensando ello

no señora no se atreva a decirme que los perdone que les tenga piedad o que no les desee la muerte si por culpa de ellos mientras me corro en un pequeño segundo sé que me corro por ellos.

«No los perdones dios
porque ellos sí saben lo que hacen»

EL PERDÓN

«El perdón te otorgará paz»

IROS A LA MIERDA

Yo no tengo que perdonar a nadie porque no tenéis derecho porque no lo valéis porque no hay día en el que no me imagine vuestra muerte.

Me imagino siendo yo el verdugo esperando a cortaros la cabeza me imagino vuestro último aliento me imagino sonriendo mientras eso pasa.

¿Sabes cuántas veces me he intentado matar por vuestra culpa?

Ayer fueron trece veces.

Trece veces en las que he ingerido pastillas esperando dormir para siempre mirando a un puente mirando el cielo azul mirando vuestros rostros.

PUTEROS BENDECIDOS.

Que tenéis el puto privilegio de que os piense cuando me estoy muriendo.

Me habéis hecho tanto daño dañito daño a la cabeza que mientras muero os recuerdo.

NO OS PERDONO.

«Tienes mucho odio dentro»

OS ODIO A TODOS IROS TODOS A LA MIERDA
JODEOS YA NO QUIERO VEROS

«Eres un ser de luz no de oscuridad»

LA LUZ ME LA METO POR EL CULO Y OS
VOMITO OSCURIDAD JODEOS

Os perdonaré cuando me entreguen en una cajita
con un lacito monísimo vuestras cabecitas de hombres que follan a niñas que les pagan a niñas que
tocan a niñas que gimen por niñas que os corréis
dentro de niñas.

Os perdonaré cuando deje de despertar gritando
cuando deje de querer matarme cuando deje de sentir que soy un objeto cuando pueda follar tranquilo cuando me pueda correr sin pensar en vosotros
cuando mi vida no gire en torno a que un día me
metisteis la polla y no la sacasteis más que para tirar
vuestro hedor putrefacto que llamasteis respiración.

MALDITOS PEDERASTAS

«Tienes que perdonarlos»

No tengo por qué hacerlo.

Desde aquí desde este pequeño hueco de desahogo
desde este pequeño lado de verborrea en papel solo
quiero que quede evidencia de que yo me morí sin
perdonarlos pero que me los llevé conmigo al maldito infierno.

LA PUTA NIÑA

veo mi cuerpo desnudo

escribo esto mirándome al espejo y mi reflejo y yo estamos de acuerdo en una cosa: este cuerpo nuestro es trinchera

es trinchera en una guerra que ya ha acabado pero al que el ruido de las bombas siguen pitándole en el oído como un susurro como un recordatorio de que nunca se ha ido

este cuerpo mío recuerda

recuerda más que mi mente

más que mis recuerdos

este cuerpo desnudo

que ahora miro

cuenta una historia que yo aún no puedo procesar

te juro que si te acercas

puedes ver una peli entera en cada poro de esas que te gusta ver

te juro que si te acercas

puedes ver a un niño llorando

te juro que si te acercas

puedes ver que este cuerpo mío es trinchera y batalla perdida

que el cuerpo aunque haya pasado tiempo recuerda

recuerda cada caricia forzada

cada penetración no consensuada

este cuerpo mío que ahora veo y siento lo han sentido tantas personas que ya he perdido la cuenta

¿tú sabes cuánto puede aguantar un cuerpo siendo trinchera en una guerra?

yo te lo cuento

imagina

imagina a un niño caminando por la calle imagina una esquina de noche el niño iba solo había cuatro hombres en esa esquina

¿te cuento más?

imagina

NO PUEDES

imagina a un niño solitario que quiere amigos imagina que esos amigos se aprovechan de él imagina que lo llevan a fiestas y dentro de toda esa gente joven bailando las niñas bonitas tienen que entrar en cuartos

imagina que en esos cuartos entran hombres que han pagado

imagina el miedo

NO PUEDES

Imagina tu cuerpo tuyo siendo trinchera en cada estocada en cada golpe en cada cumplido en cada *eres una chica tan buena*

Imagina

NO PUEDES

imagina que hay vídeos que corroboran aquello

imagina que te sentencian diciendo

sigues o los subimos sigues o se lo enseñamos a tus padres

Imagina a un niño solitario diciendo que sí con los ojos llorosos en una habitación mientras gente joven bailaba y gritaba de algarabía para que sus gritos de auxilio no se escucharan

imagina

imagina si ese cuerpo tuyo ya no fuera tuyo y fuera de otros

que tu cuerpo ya no es tuyo tiene un precio y ese precio vale tu silencio ese precio cuesta tu cuerpo

imagina no sentirle asco a ese cuerpo no tenerle miedo de mirar su reflejo

imagina

no lo hagas

porque no puedes

esto pasa:

los cuerpos tienen precio

lo sé de primera mano

el precio del cuerpo de un niño tiene un precio más alto

lo sé de primera mano

y alzo mi mano para decir que yo he podido salir de aquello pero que en este preciso momento hay personas que no pueden ver su reflejo porque mientras tú bailas en una fiesta pensando que no pasa nada hay hombres de cincuenta años entrando en cuartos donde niños como yo los esperan

que ahora veo mi cuerpo-trinchera en una batalla perdida que este cuerpo mío tiene un precio pero que ahora ya nadie paga por tenerlo

qué suerte, ¿no?

no

no hay ninguna suerte

aquí en este cuerpo mío que veo reflejado en el espejo

no hay trinchera

solo trata

a todas mis niñas a todas mis mujeres a todas mis amigas a mis hermanas a todas a las que alguna vez llamaron *puta* a las que un hombre os tocó a las que

un hombre os violó a las que un hombre las hizo
sentir como un objeto a todas mis putas que están en
las esquinas y en fiestas privadas

a todas ellas

a ti

quiero decirte que no tienen el derecho de quitarnos
más que ya suficientes lágrimas suficientes gritos

la vida después de ser puta es complicada

pero a la mierda

no quiero seguir queriendo matarme

no quiero seguir queriendo matarme por ellos porque no se merecen mi muerte no se merecen nada

a la mierda el perdón la culpa el dolor

a la mierda la piedad la compañía la paz

desde aquí desde esta pequeña ventana desde este
pequeño libro que no tiene comas ni nada que se
asemeje a un libro solo quiero deciros que benditas
sean las putas que benditos sean nuestros genitales
que benditas sean nuestras vidas que benditas sean
las putas niñas que siguen rotas pero vivas que siguen
queriendo matarse pero que viven

porque hoy y siempre siempre que os quede claro:

yo nunca fui una puta

siempre fui una puta niña.

Si has llegado hasta aquí
solo me queda decirte
que yo sí te creo.

ÍNDICE